I0844557

Il Mondo delle Droghe

Ai miei due
più cari mercoledì

Introduzione

Il Mondo delle Droghe

Benvenuti in questo libro dedicato ad esplorare il complesso e intricato mondo delle droghe.
In queste pagine, ci immergeremo in un viaggio di conoscenza che ci condurrà attraverso una vasta gamma di argomenti legati alle droghe: dalla scienza che sta dietro agli effetti sul corpo e agli effetti sulla mente umana dopo l'assunzione.
Le droghe, intese come sostanze che alterano il funzionamento del corpo e della mente, sono state parte integrante della storia umana per millenni. Sono state utilizzate per scopi terapeutici, rituali, sociali e ricreativi. Tuttavia, il loro impatto sulla salute, sulla società e sull'individuo è variegato e spesso complesso. Questo libro si propone di esaminare in modo esauriente e imparziale le diverse sfaccettature di questo argomento, consentendoci di acquisire una comprensione approfondita delle droghe e delle questioni a esse associate.
Da dove provengono le droghe? Quali sono i meccanismi che stanno alla base degli effetti che hanno sul nostro corpo e sulla nostra mente? Come si sviluppano le dipendenze e quali sono gli impatti a lungo termine sull'individuo e sulla società? Quali sono le diverse prospettive globali sulle politiche delle droghe? Come possiamo prevenire l'uso problematico e trattare le dipendenze in modo efficace?
Queste sono solo alcune delle domande che affronteremo nel corso di questo libro e invito a porsi nella propria coscienza anche dopo averlo letto. Attraverseremo

capitoli dedicati a diversi aspetti delle droghe, esploreremo le basi scientifiche, sociali ed etiche che circondano questo argomento. Esamineremo gli effetti delle droghe sulla salute fisica e mentale, le implicazioni sociali ed economiche, le strategie di prevenzione e trattamento e persino visioni future che potrebbero plasmare il nostro approccio alle droghe nei prossimi anni.

È importante sottolineare che questo libro non ha alcuna intenzione di promuovere l'uso o l'abuso di droghe. Al contrario, mira a fornire informazioni accurate, basate sulla scienza e senza giudizio, in modo che i lettori possano prendere decisioni informate e consapevoli. Ogni individuo ha il diritto di conoscere i rischi e i benefici associati all'uso di sostanze psicoattive e di comprendere come queste sostanze possano influenzare la loro vita e la società in cui vivono.

Prendete questa lettura come un'opportunità di crescita personale e di comprensione più profonda. Che siate studenti, professionisti della salute, operatori sociali o semplicemente lettori curiosi, questo libro è stato scritto con l'intento di fornire una panoramica completa e obiettiva sul mondo delle droghe.

Buona lettura e benvenuti nell'esplorazione de "Il mondo delle droghe".

Introduzione alla Droga

La droga, termine ampiamente discusso e controverso, rappresenta un fenomeno complesso che ha attraversato le epoche e le culture. Iniziamo esploreremo le definizioni e il contesto storico che circondano le sostanze psicoattive, fornendo una base solida per comprendere l'argomento nel suo insieme.

Le droghe, conosciute anche come sostanze psicoattive, sono sostanze chimiche che alterano il funzionamento del sistema nervoso centrale e influenzano la percezione, le emozioni e il comportamento. Esse possono essere classificate in diverse categorie in base ai loro effetti e meccanismi d'azione:

Droghe Depressanti: Queste sostanze riducono l'attività del sistema nervoso centrale, causando rilassamento, sonnolenza e talvolta depressione respiratoria. Esempi includono l'alcol, gli oppiacei e i tranquillanti.

Droghe Stimolanti: Queste sostanze aumentano l'attività del sistema nervoso centrale, generando eccitazione, energia e miglioramento dell'umore. Esempi sono la cocaina, la caffeina e le anfetamine.

Droghe Psichedeliche: Conosciute anche come allucinogeni, queste sostanze alterano la percezione sensoriale e possono causare esperienze visive e uditive intense. Esempi includono il LSD, la psilocibina e il DMT.

Droghe Dissociative: Queste droghe inducono uno stato di dissociazione tra mente e corpo, generando sensazioni di separazione dalla realtà. Esempi sono il PCP e la ketamina.

La storia della droga è un percorso lungo e intricato che si estende attraverso l'arco del tempo. L'uso di sostanze psicoattive ha radici profonde nella preistoria, dove le piante e le erbe venivano utilizzate per scopi rituali e terapeutici. Questa pratica si è protratta nelle culture antiche, tra cui gli Egizi, i Greci e i Romani, che coinvolgevano sostanze come l'oppio, la cannabis e il vino in cerimonie religiose.

Durante il Medioevo, l'interesse per le erbe e le piante psicoattive è continuato, spingendo l'uso dell'oppio a livelli commerciali. Questo interesse è proseguito nel Rinascimento, con l'introduzione di nuove sostanze come l'alcol, il tabacco e il caffè, che hanno guadagnato popolarità.

Nel XIX secolo, l'uso di droghe come l'oppio e la cocaina si è diffuso ampiamente per scopi medici e ricreativi. L'uso di droghe sintetiche, come l'eroina e il LSD, ha segnato il XX secolo, portando con sé problemi di dipendenza e abuso.

Negli anni '70, l'uso di droghe ha conosciuto una crescita esplosiva, specialmente tra i giovani. Questo ha innescato un'attenzione più focalizzata sulla prevenzione dell'abuso di sostanze, culminando in quello che è stato chiamato "guerra alle droghe". Le politiche rigide sono state implementate da molti paesi per regolare la produzione, la distribuzione e l'uso di sostanze psicoattive.

Oggi, alcune nazioni stanno rivalutando le loro politiche sulle droghe, spostando l'attenzione verso approcci centrati sulla salute e sulla riduzione dei danni. La legalizzazione o la depenalizzazione della cannabis è diventata una realtà in alcune parti del mondo, e l'uso terapeutico controllato di sostanze psichedeliche sta emergendo in contesti specifici.

La storia della droga è un racconto complesso, influenzato da aspetti sociali, culturali, legali e medici. L'evoluzione delle percezioni e delle politiche riguardo alle droghe, continua a ridefinire il nostro approccio a queste sostanze e ai problemi ad esse correlati.

Classificazione delle Droghe e i loro Effetti

In questo capitolo, esploreremo più in dettaglio le diverse categorie di droghe e i loro effetti sul corpo e sulla mente umana. Comprendere come queste sostanze interagiscono con il sistema nervoso centrale è essenziale per apprezzare l'ampia gamma di conseguenze che possono derivare dal loro utilizzo., mettendo sulla bilancia il rischio e il beneficio.

Droghe Depressanti: Effetti e Rischi

Le droghe depressanti agiscono sul sistema nervoso centrale, riducendo l'attività cerebrale causando effetti calmanti e sedativi. Questo può portare a una sensazione di rilassamento e tranquillità. Alcuni esempi di droghe depressanti includono benzodiazepine, barbiturici e alcol. L'uso appropriato di queste sostanze sotto supervisione medica può essere utile per trattare condizioni come l'ansia, l'insonnia e le convulsioni. Tuttavia, l'abuso o l'uso non corretto può comportare rischi significativi. Gli effetti delle droghe depressanti includono sedazione, rallentamento delle funzioni cognitive, euforia temporanea e depressione del sistema nervoso centrale.
I rischi associati alle droghe depressanti sono diversi e includono la possibilità di sviluppare dipendenza fisica e psicologica. L'assunzione eccessiva può portare a un pericoloso sovradosaggio, con conseguente difficoltà respiratorie, coma o persino morte. Inoltre, queste sostanze possono interagire con altri farmaci o sostanze, causando effetti collaterali o complicanze.
La tolleranza è un altro rischio: con l'uso prolungato, potrebbe essere necessaria una quantità sempre maggiore

di sostanza per ottenere lo stesso effetto desiderato. L'arresto improvviso dell'uso può causare sintomi di astinenza come ansia, tremori, insonnia e nausea.

È cruciale sottolineare che l'uso appropriato delle droghe depressanti richiede la supervisione medica e il rispetto delle dosi prescritte. L'abuso di queste sostanze può comportare gravi conseguenze per la salute e il benessere.

Droghe Stimolanti: Effetti e Rischi

Le droghe stimolanti agiscono sul sistema nervoso centrale, aumentando temporaneamente l'energia, l'attenzione e la vigilanza. Questo può portare a sensazioni di eccitazione e benessere.

Gli effetti di queste sostanze stimolanti includono un aumento dell'energia e della vitalità, una temporanea sensazione di euforia e un miglioramento della concentrazione, aumentando anche la frequenza cardiaca e la pressione sanguigna, con potenziali rischi per la salute cardiovascolare.

I rischi associati alle droghe stimolanti sono diversi. L'uso prolungato o abusivo può portare a dipendenza fisica e psicologica, causando problemi cardiaci come aritmie o ipertensione. Queste sostanze possono anche aumentare il rischio di disturbi psichiatrici come ansia, paranoia o psicosi.

Gli effetti collaterali comprendono anche l'insonnia, perdita di appetito, irritabilità, ansia seguita da momenti di depressione. I sovradosaggi invece causano gravi problemi cardiaci, convulsioni o ictus, mettendo persino a rischio la vita.

L'uso prolungato di alcune droghe stimolanti può danneggiare il cervello e i neuroni. Inoltre, queste sostanze possono influenzare il giudizio e la percezione del rischio, portando a comportamenti pericolosi o rischiosi per se e per gli altri.

È fondamentale comprendere che l'uso non regolamentato di droghe stimolanti può avere conseguenze gravi sulla salute mentale e fisica. L'uso medico dovrebbe avvenire sotto la supervisione di un professionista sanitario.

Droghe Psichedeliche e Dissociative: Effetti e Prospettive

Le droghe psichedeliche e dissociative sono categorie di sostanze che alterano profondamente la percezione e l'esperienza sensoriale. Queste, come l'LSD e la psilocibina, possono indurre allucinazioni visive e uditive, mentre le droghe dissociative, come la ketamina, causano un senso di separazione dalla realtà e possono alterare la percezione del tempo e dello spazio.

Gli effetti dell'assunzione includono cambiamenti nell'umore, esperienze di connessione con l'universo e riflessioni profonde sulla propria identità. Tuttavia, ci sono rischi significativi associati a queste sostanze, come il rischio di scatenare o peggiorare disturbi mentali preesistenti e la possibilità di "bad trip" o esperienze spaventose.

La ricerca medica sta esplorando il potenziale terapeutico delle droghe psichedeliche, specialmente nella gestione di disturbi mentali come depressione e ansia. La terapia assistita da psichedelici è una strada in esplorazione, ma l'uso di queste sostanze richiede attenzione e precauzioni e ancora molti anni di ricerca e sviluppo dei protocolli applicativi.

Quindi queste sostanze possono offrire esperienze straordinarie, ma i rischi associati richiedono una considerazione attenta e consapevolezza della propria salute mentale anche se spesse volte se ne fa un uso proprio per migliorarne lo status, colpendo e peggiorando lo status già provato dalla condizione psicologica.

Uso Ricreativo e Abuso

Un aspetto cruciale da considerare è la distinzione tra l'uso ricreativo responsabile di droghe e l'abuso. Il confine tra questi due concetti è spesso sfumato ed è fondamentale comprendere i propri limiti e le proprie motivazioni per l'uso di droghe.

L'uso ricreativo di sostanze è quando le persone ne consumano per ottenere piacere, relax o per sperimentare sensazioni diverse. Questo tipo di utilizzo non è necessariamente legato a una necessità medica, ma piuttosto a una scelta di sperimentare un certo stato d'animo o esperienza. Tuttavia, l'uso ricreativo può diventare problematico quando sfocia nell'abuso e nella incapacità di avere autocontrollo.

L'abuso di sostanze si verifica quando l'uso diventa eccessivo, interferisce con la vita quotidiana, il lavoro, la salute fisica e mentale o le relazioni interpersonali. Questo atteggiamento può portare a dipendenza fisica e psicologica, con il corpo che si adatta alla sostanza e richiede dosi sempre maggiori per ottenere lo stesso effetto. Le persone coinvolte nell'abuso possono sviluppare una tolleranza, il che significa che il corpo richiede quantità sempre maggiori di sostanza per ottenere l'effetto desiderato.

L'abuso di sostanze può avere conseguenze gravi sulla salute mentale e fisica, portando a problemi come depressione, ansia, deterioramento cognitivo, danni al fegato, al cuore e al sistema nervoso. Inoltre, l'abuso può comportare comportamenti rischiosi, come la guida sotto l'effetto di droghe o alcol, che mettono a rischio la vita dell'individuo e degli altri.

È importante essere consapevoli dei propri comportamenti e limiti quando si tratta di consumo di sostanze. Se si sospetta di avere un problema di abuso, è consigliabile cercare aiuto da professionisti medici o terapeuti specializzati nel trattamento delle dipendenze.

Considerazioni di Sicurezza e Riduzione dei Danni

Quando si tratta di sostanze psicoattive, la sicurezza e la riduzione dei danni sono due aspetti cruciali da considerare. L'uso di queste sostanze può comportare rischi significativi per la salute fisica e mentale, ma ci sono alcune misure che possono essere prese per ridurre al minimo questi rischi.

Innanzitutto, è importante essere informati sui potenziali effetti e rischi delle sostanze che si sta considerando di utilizzare. Conoscere le dosi sicure, gli effetti collaterali possibili e le interazioni con altri farmaci o sostanze può aiutare a prendere decisioni più informate. Continuando la lettura di questo lavoro, troverai tutte le informazioni su tutte le droghe più comunemente commercializzate.

L'uso consapevole è fondamentale. Ciò significa evitare dosi eccessive, evitare l'uso combinato di più sostanze e limitare la frequenza dell'uso. La tolleranza e la dipendenza possono svilupparsi rapidamente, quindi l'uso occasionale può sfociare immediatamente nella ricerca di sperimentare qualcosa in più o di diverso.

La riduzione dei danni si concentra sulla minimizzazione dei rischi associati all'utilizzo, piuttosto che sulla promozione dell'astinenza completa. Ciò può includere l'uso di test per verificare la purezza delle sostanze, l'uso di sostanze meno dannose, come l'utilizzo di sostituti meno potenti, e l'evitare di mescolare diverse sostanze.

Evitare l'uso in contesti potenzialmente pericolosi, come la guida o l'operare macchinari, è fondamentale per la sicurezza personale e altrui. Avere una rete di supporto, come amici fidati o professionisti sanitari, può aiutare a gestire eventuali situazioni di emergenza o disagio.

Infine, è importante essere aperti al dialogo sulla salute mentale e cercare aiuto se si sospetta di avere problemi legati all'uso di sostanze. Molte risorse e servizi sono disponibili per coloro che cercano assistenza, come terapie, supporto psicologico e programmi di disintossicazione. Il più delle volte tutti questi sistemi di aiuto sono assolutamente anonimi e vengono gestiti da persone con esperienza e professionalità.

In definitiva, la sicurezza e la riduzione dei danni dovrebbero sempre essere una priorità quando si tratta dell'uso di sostanze psicoattive. Essere informati, responsabili e attenti alla propria salute può contribuire a minimizzare i rischi associati a queste sostanze.

Tutte le droghe

Alcol: Una sostanza psicoattiva legalmente disponibile in molte parti del mondo, spesso consumata sotto forma di bevande.

Tabacco: Il tabacco è spesso fumato, masticato o usato in altre forme. Contiene la nicotina, una sostanza altamente dipendente.

Cannabis: Anche conosciuta come marijuana o hashish, è una pianta il cui principio attivo è il delta-9-tetraidrocannabinolo (THC). In alcune parti del mondo, è legalmente utilizzata per scopi medici o ricreativi.

Cocaina: Uno stimolante potente ottenuto dalle foglie di coca. Viene spesso consumato sotto forma di polvere bianca e può essere assunto per via nasale o tramite altre vie.

Eroina: Un oppioide derivato dall'oppio, spesso iniettato, fumato o sniffato. È altamente dipendente e pericoloso per la salute.

Metanfetamina: Uno stimolante potente che agisce sul sistema nervoso centrale. Può essere consumata in varie forme, come cristalli o polvere.

MDMA (ecstasy): Una droga sintetica che agisce come stimolante e allucinogeno. Viene spesso usata nelle discoteche o nelle feste.

LSD: Una sostanza psichedelica che altera la percezione e i pensieri. Viene spesso assunta sotto forma di piccoli pezzi di carta o gocce.

Psilocibina (funghi allucinogeni): Sostanze psichedeliche presenti in alcuni tipi di funghi.

Anfetamine: Sostanze stimolanti che possono aumentare l'energia e l'attenzione.

Benzodiazepine: Farmaci spesso prescritti per l'ansia e il sonno, ma possono essere soggetti ad abuso.

Ossicodone e idrocodone: Oppioidi spesso utilizzati per il trattamento del dolore, ma possono essere altamente dipendenti.

Ketamina: Un anestetico che può causare effetti allucinogeni quando viene consumato in dosi più basse.

GHB (gamma-idrossibutirrato): Una sostanza depressiva del sistema nervoso centrale spesso utilizzata come droga da festa e dello stupro.

Crack: Una forma cristallina di cocaina fumata.

Nicotina: La sostanza presente nel tabacco che crea dipendenza.

Fentanyl: Un potente oppioide sintetico che è molto più potente dell'eroina e può essere estremamente pericoloso.

Cos'è l'**alcool**:

L'alcool, o alcool etilico, è una sostanza chimica presente in bevande alcoliche come birra, vino e liquori. È un depressore del sistema nervoso centrale e ha effetti sul cervello e sul corpo quando viene consumato. Largamente disponibile in molte parti del mondo ed è spesso consumato socialmente o come parte di eventi o celebrazioni.

Effetti: Gli effetti dell'alcool variano in base alla quantità consumata, alla tolleranza individuale e ad altri fattori. A basse dosi, l'alcool può avere effetti stimolanti, come un senso di rilassamento e disinibizione. Tuttavia, a dosi più elevate, l'alcol può causare effetti depressivi, tra cui sonnolenza, diminuzione della coordinazione, problemi di memoria e difficoltà nella presa di decisioni. Consumarne in quantità elevata, può portare a intossicazione alcolica, che può causare vomito, confusione, difficoltà respiratorie e persino coma.

Rischio per la salute: L'abuso di alcol può avere gravi conseguenze per la salute fisica e mentale. L'uso cronico eccessivo di alcol può danneggiare il fegato (cirrosi), il sistema cardiocircolatorio (ipertensione), il cervello (demenza alcolica), il sistema nervoso periferico (neuropatia) e altri organi vitali. L'abuso di alcol è anche associato a problemi sociali e familiari, nonché a incidenti stradali e violenza.

Dipendenza: L'uso frequente e pesante di alcol può portare alla dipendenza dall'alcol, nota anche come alcolismo. La dipendenza dall'alcol è una condizione grave in cui una persona non può controllare il proprio consumo di alcol nonostante i problemi che ne derivano. Può comportare sintomi di astinenza quando si tenta di smettere di bere, come tremori, ansia, nausea e sudorazione.

Leggi e regolamentazioni: Le leggi riguardanti l'età legale per bere alcol e le restrizioni sull'acquisto variano da paese a paese. Molti paesi vietano la vendita di alcol a minori di una certa età e regolamentano la vendita di bevande alcoliche in diverse modalità. Addirittura ci sono delle religioni che ne vietano il suo consumo.

Cos'è il **tabacco**:

Il tabacco è una pianta originaria delle Americhe, appartenente al genere Nicotiana. Le foglie di tabacco contengono una sostanza chimica chiamata nicotina, che è un alcaloide altamente dipendente e che può avere effetti stimolanti sul cervello. La nicotina è un alcaloide naturale, ma è presente anche in alcune altre piante della famiglia delle Solanaceae. È responsabile della dipendenza associata al fumo del tabacco e ad altre forme di consumo di tabacco, come la sigaretta elettronica.

Uso del tabacco:

Il tabacco viene utilizzato principalmente in tre forme:

Fumo di sigaretta: Le foglie di tabacco vengono essiccate, triturate e arrotolate in un cilindro di carta (sigaretta), che viene acceso e fumato. Il fumo viene inalato nei polmoni, consentendo alla nicotina di entrare rapidamente nel flusso sanguigno.

Tabacco da masticare: Le foglie di tabacco vengono messe in bocca e masticate o tenute tra la guancia e la gengiva. La nicotina viene assorbita attraverso le mucose della bocca.

Tabacco da fiuto: il tabacco viene triturato in polvere fine e aspirato attraverso il naso. Anche in questo caso, la nicotina viene rapidamente assorbita nel flusso sanguigno.

Effetti e rischi:

La nicotina è una sostanza altamente dipendente e può creare una forte dipendenza fisica e psicologica. Gli effetti del tabacco includono:

Stimolazione: La nicotina stimola il sistema nervoso centrale, causando un aumento temporaneo dell'energia e dell'attenzione.

Rilassamento: Molte persone fumano per il senso di rilassamento che può seguire una sigaretta.

Dipendenza: L'uso regolare di tabacco può portare a una dipendenza fisica e mentale dalla nicotina, rendendo difficile smettere di farne uso.

Questa sostanza è associata a numerosi rischi per la salute:

Cancro: Fumare tabacco è un fattore di rischio significativo per lo sviluppo di vari tipi di cancro, inclusi il cancro ai polmoni, alla gola, alla bocca, all'esofago e ad altri organi.

Malattie cardiache: Il tabacco contribuisce all'aterosclerosi (accumulo di placche nelle arterie), aumentando il rischio di malattie cardiache e ictus.

Malattie respiratorie: Fumare può causare problemi respiratori come bronchite cronica e enfisema.

Riduzione della salute generale: L'uso del tabacco può influenzare negativamente il sistema immunitario e aumentare la suscettibilità alle infezioni.

Smettere di fumare: dare uno stop al tabacco, non assumendo più nicotina è difficile a causa della dipendenza anche dalla gestualità del consumo. Smettere però porta a significativi miglioramenti nella salute. Esistono programmi di cessazione tabagica, farmaci e risorse di supporto per aiutare le persone a smettere di fumare e supporti psicologici.

Cos'è la **cannabis**:
La cannabis, nota anche come marijuana, è una pianta che contiene composti chimici chiamati cannabinoidi. Il principale cannabinoidi psicoattivo presente nella cannabis è il delta-9-tetraidrocannabinolo (THC), che è responsabile degli effetti psicoattivi e delle sensazioni di alterazione mentale associati al suo consumo.

Uso della cannabis:
La cannabis viene consumata in varie forme, tra cui:

Fumo: Le cime essiccate dei fiori della pianta di cannabis (conosciuti come boccioli o buds) vengono triturate e fumate in sigarette fatte a mano chiamate joint o spinelli.

Vaporizzazione: La cannabis viene riscaldata a una temperatura che vaporizza i cannabinoidi senza bruciare la pianta. Gli utenti inalano il vapore prodotto.

Cibo (edibili): La cannabis può essere integrata in cibi e bevande, noti come edibili. Gli effetti di questi prodotti sono spesso ritardati rispetto al fumo o alla vaporizzazione.

Oli e estratti: Sono estratti concentrati di cannabinoidi che possono essere inalati con vaporizzatori o aggiunti a cibi e bevande.

Effetti e rischi:
Gli effetti della cannabis possono variare notevolmente da persona a persona e dipendono dalla quantità consumata, dalla potenza della pianta e dalla tolleranza individuale.
Gli effetti includono:

Alterazioni cognitive: Gli utenti possono sperimentare sensazioni di euforia, alterazioni sensoriali, aumento dell'umorismo e cambiamenti nella percezione del tempo.

Effetti sul pensiero e sulla memoria: La cannabis può influenzare la capacità di concentrazione, di apprendimento e di memoria a breve termine.

Effetti sul coordinamento: L'uso di cannabis può influire sulla coordinazione motoria e sulla capacità di guidare in modo sicuro.

Tuttavia, la cannabis può anche avere effetti negativi:

Effetti sulla salute mentale: In alcune persone, l'uso regolare di cannabis può aumentare il rischio di problemi di salute mentale, come ansia, paranoia e disturbi psicotici.

Dipendenza: Anche se meno comune rispetto ad altre sostanze, l'uso regolare eccessivo di cannabis può portare a una dipendenza psicologica.

Effetti sul polmone: Fumare cannabis può irritare i polmoni e aumentare il rischio di problemi respiratori. Spesse volte viene fumata in abbinamento del tabacco creando doppia dipendenza.

Impatto sulla salute generale: L'uso di cannabis può influenzare la funzione immunitaria e la salute polmonare.
Aspetti legali: La legalità della cannabis varia da paese a paese e in alcune giurisdizioni è stata legalizzata o decriminalizzata per scopi medici e/o ricreativi. In altre

parti del mondo, l'uso e il possesso di cannabis possono ancora essere illegali.

Cos'è la **cocaina**:
La cocaina è una sostanza psicoattiva stimolante ottenuta dalle foglie della pianta di coca, originaria dell'America del Sud. La cocaina viene spesso raffinata in una polvere bianca cristallina ed è nota per i suoi effetti stimolanti sul sistema nervoso centrale.

Metodi di consumo:
La cocaina può essere consumata in vari modi, tra cui:

Sniffata: La forma in polvere della cocaina viene aspirata attraverso il naso. Viene assorbita attraverso le mucose nasali ed entra rapidamente nel flusso sanguigno.

Fumata: La cocaina può essere convertita in crack, una forma fumabile della sostanza, che viene riscaldata e fumata.

Iniettata: In alcuni casi, la cocaina può essere diluita in liquido e iniettata direttamente nel flusso sanguigno.

Effetti e rischi: La cocaina agisce aumentando i livelli di dopamina nel cervello, il che porta a sensazioni di euforia, fiducia e aumento dell'energia. Tuttavia, gli effetti positivi sono spesso seguiti da un improvviso crollo dell'umore e dalla voglia di usare nuovamente la droga. Gli effetti includono:

Euforia: Sensazioni di intenso piacere e benessere.

Aumento dell'energia: Maggiore vigilanza, attenzione e attività motoria.

Diminuzione dell'appetito: Molti utenti sperimentano una riduzione dell'appetito.

Il suo utilizzo comporta anche numerosi rischi per la salute:

Dipendenza: La cocaina è altamente dipendente sia dal punto di vista fisico che psicologico, e l'abuso cronico può portare alla dipendenza.

Effetti sul cuore e sul sistema circolatorio: L'uso di cocaina può aumentare la pressione sanguigna, accelerare il battito cardiaco e aumentare il rischio di attacchi cardiaci e ictus.

Effetti psichiatrici: L'abuso di cocaina può causare ansia, paranoia, allucinazioni e altri problemi psichiatrici.

Danni nasali: L'inalazione di cocaina può danneggiare il tessuto delle narici e del setto nasale.

Effetti sociali e legali: L'uso di cocaina può portare a problemi legali e sociali, come arresti e danni alle relazioni personali.

Cos'è l'**eroina**:
L'eroina è un potente oppioide ottenuto dalla morfina, che è un alcaloide estratto dal papavero da oppio. È classificata come droga illegale in molti paesi ed è nota per i suoi effetti depressivi sul sistema nervoso centrale.

Metodi di consumo:
L'eroina può essere consumata in diversi modi, tra cui:

Iniezione: Questo è uno dei metodi più comuni di assunzione di eroina. La sostanza viene diluita in acqua e iniettata direttamente nel flusso sanguigno.

Fumata: Fumata su foglie di stagnola o in combinazione con altre sostanze.

Sniffata: Può essere polverizzata e inalata attraverso il naso.

Effetti e rischi: L'eroina agisce sul cervello e sul corpo interagendo con i recettori degli oppioidi, causando sensazioni di euforia, analgesia (riduzione del dolore) e un senso di calma. Tuttavia, gli effetti positivi sono spesso seguiti da gravi rischi per la salute e conseguenze negative:

Dipendenza: L'eroina è altamente dipendente e la sua assunzione cronica può portare a una forte dipendenza fisica e psicologica.

Effetti respiratori: L'eroina deprime il sistema respiratorio, aumentando il rischio di arresto respiratorio e overdose.

Sovradosaggio: L'uso di eroina comporta un alto rischio di overdose, che può essere letale. Gli oppioidi possono sopprimere il sistema respiratorio in modo pericoloso.

Effetti sulla salute mentale: L'uso cronico di eroina può causare problemi di salute mentale, tra cui ansia, depressione e isolamento sociale.

Problemi fisici: L'uso di eroina può portare a problemi fisici, tra cui costipazione, nausea, sudorazione e disfunzione sessuale.

Trattamento: L'abuso di eroina è una questione molto grave e richiede un trattamento specializzato. I programmi di disintossicazione, terapie di sostituzione con farmaci (come la metadone) e terapie comportamentali possono essere parte del processo di recupero.
Il suo utilizzo è estremamente pericoloso e può avere conseguenze gravi e potenzialmente fatali.

Cos'è la **metanfetamina**:
La metanfetamina è una potente sostanza psicoattiva che agisce come stimolante sul sistema nervoso centrale. È una forma sintetica dell'anfetamina ed è nota per i suoi effetti stimolanti intensi.

Forme e metodi di consumo:
La metanfetamina può essere trovata in diverse forme, tra cui polvere cristallina (chiamata comunemente "cristalli di metanfetamina" o "cristalli di met"), pastiglie o pillole. Può essere consumata in vari modi:

1. *Fumata*: La forma cristallina della metanfetamina può essere fumata in un'apposita pipa o su un foglio di stagnola.

2. *Iniettata*: La metanfetamina può essere diluita nella soluzione salina e iniettata direttamente nel flusso sanguigno.

3. *Sniffata*: La polvere cristallina può essere polverizzata e inalata attraverso il naso.

Effetti e rischi:
Gli effetti della metanfetamina includono:

Aumento dell'energia: La metanfetamina provoca un aumento notevole dell'energia, della vigilanza e dell'attività fisica.

Euforia: Può causare un senso di euforia, fiducia in sé e benessere.

Diminuzione dell'appetito: Molte persone sperimentano una riduzione dell'appetito quando usano metanfetamina.

Tuttavia, ci sono numerosi rischi associati all'uso di metanfetamina:

Dipendenza: L'uso cronico di metanfetamina può portare a una forte dipendenza fisica e psicologica.

Problemi fisici: L'uso di metanfetamina può causare danni fisici, tra cui danni ai denti ("bocca da metanfetamina" o "bocca del meth"), perdita di peso drastica, danni ai tessuti e problemi cardiaci.

Problemi psichiatrici: L'uso di metanfetamina può causare problemi di salute mentale, tra cui ansia, paranoia, allucinazioni e psicosi.

Danni al cervello: L'uso cronico può danneggiare il cervello e influenzare le funzioni cognitive.

Trattamento:
Il trattamento per l'abuso di metanfetamina spesso coinvolge terapie comportamentali, supporto psicologico e talvolta farmaci per gestire i sintomi di astinenza e prevenire le ricadute.

Cos'è il **MDMA** (ecstasy):

Il MDMA, acronimo di 3,4-metilenediossimetamfetamina, è una sostanza sintetica appartenente alla classe delle feniletilamine. È noto principalmente come "ecstasy" ed è spesso associato alla cultura delle discoteche e delle feste.

Effetti e usi: L'ecstasy è considerata una droga stimolante e allucinogena, con effetti che possono variare da persona a persona. Gli effetti includono:

Euforia: Gli utenti possono sperimentare un senso di intensa felicità e benessere emotivo, miglioramento dell'affettività.

Aumento dell'energia: L'ecstasy può aumentare l'energia, la resistenza fisica e la sensazione di essere vigili.

Aumento dell'empatia: Molte persone riferiscono di sentirsi più aperte e connesse emotivamente agli altri.

Allucinazioni leggere: In alcuni casi, l'ecstasy può causare leggere allucinazioni, come alterazioni visive o sensazioni distorte.

Rischi e precauzioni: Tuttavia, l'uso di ecstasy comporta anche diversi rischi per la salute:

Sovradosaggio: L'ecstasy può essere pericolosa se assunta in dosi elevate, e un sovradosaggio può portare a problemi cardiaci, convulsioni e addirittura morte.

Disidratazione: L'ecstasy può causare aumento della temperatura corporea e sudorazione, aumentando il rischio di disidratazione e colpi di calore.

Problemi cardiaci: L'ecstasy aumenta la pressione sanguigna e il battito cardiaco, che può essere pericoloso per chi ha problemi cardiaci preesistenti.

Depressione: Dopo l'effetto stimolante dell'ecstasy, alcune persone possono sperimentare una fase di depressione o stanchezza.

Contaminazione e sicurezza: Un rischio associato all'ecstasy è la possibilità di contaminazione con altre sostanze o impurità, poiché il farmaco è spesso prodotto illegalmente e in modo non regolamentato. Ciò può aumentare i rischi per la salute e l'incertezza dei suoi effetti.

Uso responsabile: L'uso responsabile dell'ecstasy implica la conoscenza dei propri limiti, il monitoraggio delle quantità assunte e l'attenzione alla propria salute e sicurezza. È fondamentale evitare l'uso di sostanze illegali e cercare aiuto da professionisti della salute mentale se si ha bisogno di supporto.

Cos'è l'**LSD**:

L'LSD è una sostanza psichedelica sintetica, derivata dall'acido lisergico, che proviene da un fungo noto come *Claviceps purpurea*. È una delle sostanze psichedeliche più potenti ed è famosa per gli effetti allucinogeni che produce.

Effetti e esperienze: L'LSD agisce principalmente sul sistema serotoninergico nel cervello, alterando la percezione, le emozioni e il pensiero. Gli effetti variano notevolmente da persona a persona, ma generalmente includono:

Allucinazioni visive: I colori, i modelli e le forme possono sembrare più intensi e distorti, e si possono verificare vere e proprie allucinazioni.

Modificazioni del pensiero: Il pensiero può diventare più libero e creativo, ma anche disorganizzato o confuso.

Effetti sul tempo e sulla percezione: Il tempo può sembrare rallentato o accelerato, e la percezione dello spazio può essere alterata.

Esperienze spirituali o mistiche: Alcune persone riportano esperienze di connessione profonda con il mondo o sensazioni di unità con il tutto.

Rischi e precauzioni:
Tuttavia, l'uso di LSD comporta anche alcuni rischi:

Bad trip: Le esperienze negative, note come "bad trip", possono includere ansia, panico, paranoia o sensazioni di impotenza.

Effetti sul benessere mentale: L'LSD può influenzare temporaneamente o a lungo termine la salute mentale, specialmente nelle persone predisposte a disturbi psicotici.

Disturbi d'ansia: L'uso di LSD può scatenare o esacerbare disturbi d'ansia.

Problemi fisici: Sebbene l'LSD non sia considerato tossico in senso tradizionale, l'uso eccessivo o ripetuto può avere effetti negativi sul corpo.

Ambiente e mentalità: L'ambiente e lo stato mentale in cui si assume LSD possono influenzare l'esperienza. Un ambiente sicuro e confortevole, insieme a una mentalità positiva, possono contribuire a un'esperienza più piacevole e controllabile.

Leggi e regolamentazioni: L'LSD è una sostanza controllata in molti paesi e il suo possesso, la produzione e la distribuzione possono essere illegali. Le leggi variano da paese a paese, quindi è importante essere consapevoli delle leggi locali sia per l'utilizzo che per la detenzione.

Cos'è il **Fentanyl**:
Il fentanyl è un potente analgesico oppioide sintetico, simile alla morfina ma molto più potente. Viene utilizzato principalmente per il trattamento del dolore severo, come quello associato a interventi chirurgici o gravi lesioni. A causa della sua potenza, è spesso prescritto in dosi molto piccole e monitorato attentamente da professionisti medici.

Uso medico:
Il fentanyl è utilizzato clinicamente in diverse forme, tra cui cerotti transdermici, compresse orali, pastiglie per la bocca, iniezioni o come componente di miscele anestetiche.

Uso illecito e rischi:
Tuttavia, il fentanyl è stato associato a gravi problemi quando usato in modo illecito. Il fentanyl illecito è spesso prodotto illegalmente e può essere aggiunto ad altre sostanze, come eroina o cocaina, per aumentare la loro potenza. Questo può portare a rischi per la salute molto elevati, poiché le dosi anche piccole di fentanyl possono essere letali.

Rischi e pericoli:
A causa della sua potenza estrema, l'uso non controllato di fentanyl o di prodotti contenenti fentanyl può comportare rischi significativi:

Overdose: L'assunzione accidentale o intenzionale di quantità eccessive di fentanyl può portare rapidamente a un'overdose, che può essere letale a causa della sua potenza.

Depressione del sistema respiratorio: Il fentanyl sopprime il sistema respiratorio, aumentando il rischio di arresto respiratorio, specialmente quando somministrato in dosi elevate.

Dipendenza e tolleranza: Come con altri oppioidi, l'uso cronico di fentanyl può portare a una forte dipendenza fisica e psicologica, nonché a un aumento della tolleranza, che richiede dosi sempre maggiori per ottenere gli stessi effetti.

Trattamento: Se si sospetta un'intossicazione da fentanyl o si verificano sintomi di overdose, è essenziale cercare immediatamente assistenza medica. Gli antidoti come il naloxone possono essere utilizzati per invertire gli effetti dell'overdose da oppioidi.

Uso sicuro: È importante capire che il fentanyl è una sostanza estremamente potente e pericolosa se usata in modo non appropriato. Sebbene sia un farmaco vitale in ambito medico, è fondamentale evitare il suo uso illecito e cercare aiuto da professionisti della salute mentale o centri di recupero in caso di problemi di dipendenza.

Cos'è la **Ketamina**:

La ketamina è un farmaco anestetico che è stato sviluppato negli anni '60 ed è stato originariamente utilizzato per la chirurgia. Tuttavia, negli ultimi anni è stata utilizzata anche come droga ricreativa per i suoi effetti dissociativi e allucinogeni.

Usi medici:

La ketamina è stata utilizzata clinicamente come anestetico generale, in particolare per procedure chirurgiche minori e interventi di emergenza. Inoltre, negli ultimi anni è stata studiata per il trattamento della depressione resistente al trattamento e di alcuni disturbi d'ansia.

Uso illecito:

La ketamina è stata associata all'abuso e all'uso illecito come sostanza ricreativa, spesso in ambienti di feste o discoteche. In questi contesti, è nota per i suoi effetti allucinogeni e dissociativi.

Effetti e rischi:

Gli effetti della ketamina possono variare notevolmente da persona a persona e dipendono dalla dose assunta. Gli effetti tipici includono:

Dissociazione: Gli utenti possono sperimentare una sensazione di distacco dal proprio corpo o dal mondo circostante.

Alterazioni sensoriali: La ketamina può causare distorsioni visive e uditive, nonché sensazioni di "fuori dal corpo".

Euforia: Può causare sensazioni di piacere e benessere.

Tuttavia, ci sono anche rischi associati all'uso di ketamina:

Effetti sulla salute mentale: L'uso cronico o eccessivo di ketamina può influenzare negativamente la salute mentale, causando ansia, depressione o disturbi psicotici.

Problemi fisici: L'uso di ketamina può causare problemi fisici come disorientamento, difficoltà motorie, aumento della pressione sanguigna e danni alla vescica.

Dipendenza: Anche se meno comune rispetto ad altre sostanze, l'abuso di ketamina può portare a una dipendenza psicologica.

Cos'è la **Psilocibina**:

La psilocibina è un composto psichedelico presente in vari tipi di funghi, tra cui il genere Psilocybe. Questi funghi sono noti per i loro effetti allucinogeni e sono stati utilizzati in diverse culture per scopi spirituali e cerimoniali.

Effetti e esperienze: La psilocibina agisce sul sistema serotoninergico nel cervello, alterando la percezione, le emozioni e il pensiero. Gli effetti variano notevolmente da persona a persona, ma generalmente includono:

Allucinazioni visive: I colori, i modelli e le forme possono sembrare più intensi e distorti, e si possono verificare vere e proprie allucinazioni.

Cambiamenti di umore: La psilocibina può indurre sensazioni di gioia, connessione emotiva e introspezione.

Cambiamenti di percezione del tempo: Il tempo può sembrare rallentato o accelerato.

Esperienze spirituali: Alcune persone riportano esperienze di connessione profonda con la natura o sensazioni di unità con il cosmo.

Uso responsabile: È importante sottolineare che l'uso di funghi magici o di psilocibina comporta rischi e necessita di un'approccio responsabile. Gli effetti delle sostanze psichedeliche possono variare notevolmente e possono anche causare reazioni negative o angoscianti, noto come "bad trip".

Ricerca medica: Negli ultimi anni, la psilocibina è stata oggetto di interesse nella ricerca medica per il trattamento della depressione resistente al trattamento e di altri disturbi mentali. Tuttavia, è importante sottolineare che l'uso medico della psilocibina avviene in un contesto clinico e sotto la supervisione di professionisti della salute.

Leggi e regolamentazioni: La psilocibina e i funghi che la contengono sono spesso considerati sostanze illegali in molte giurisdizioni. Le leggi variano da paese a paese e da stato a stato, quindi è importante essere consapevoli delle leggi locali.

Rischi e precauzioni: Come con tutte le sostanze psicoattive, è essenziale essere informati sui rischi associati all'uso di psilocibina, cercare supporto da professionisti della salute mentale se necessario e rispettare le leggi locali.

Cos'è un **Oppioide**:

Gli oppioidi sono una classe di sostanze chimiche che includono composti naturali, sintetici e semisintetici. Agiscono legandosi ai recettori degli oppioidi nel cervello e nel sistema nervoso centrale, riducendo la percezione del dolore e producendo effetti di piacere e benessere.

Usi Medici: Gli oppioidi sono utilizzati principalmente come potenti analgesici per il trattamento del dolore acuto e cronico, specialmente in situazioni come interventi chirurgici, lesioni gravi o malattie croniche.

Alcuni esempi di **oppioidi** includono:

Morfina: È uno degli oppioidi più antichi e viene utilizzata per il trattamento del dolore intenso, come nel periodo post-operatorio.

Ossicodone: È utilizzata per trattare il dolore moderato o grave e può essere presente in formulazioni a rilascio immediato o prolungato.

Idrocodone:Viene spesso combinata con altri farmaci, come il paracetamolo, ed è utilizzata per trattare il dolore moderato o grave.

Fentanyl: È un oppioide sintetico molto potente, utilizzato principalmente in ambito medico per il trattamento del dolore grave e a breve termine, come nel periodo post-operatorio.

Rischi e dipendenza: Gli oppioidi sono efficaci per il trattamento del dolore, ma hanno anche un alto potenziale di causare dipendenza e abuso. L'uso cronico o eccessivo di oppioidi può portare a una dipendenza fisica e psicologica, nonché a una tolleranza, che richiede dosi sempre maggiori per ottenere gli stessi effetti.

Crisi degli oppioidi: In molti paesi, compresi gli Stati Uniti, c'è stata una crescente preoccupazione riguardo all'abuso e alla dipendenza dagli oppioidi, che ha portato a una crisi di overdose e morti legate agli oppioidi. È importante monitorare attentamente l'uso di oppioidi e ricevere una gestione medica adeguata per evitare rischi eccessivi.

Cos'è il **GHB**:

Il GHB è una sostanza chimica che si trova naturalmente nel cervello umano ed è correlata all'acido gamma-aminobutirrico (GABA), un neurotrasmettitore che svolge un ruolo chiave nell'inibizione del sistema nervoso centrale. Il GHB è stato inizialmente sviluppato come farmaco anestetico, ma è stato successivamente ritirato dal mercato a causa di gravi effetti collaterali. È stato anche utilizzato come trattamento per alcuni disturbi del sonno, ma è stato altrettanto associato a problemi di sicurezza e abuso.

Usi Medici: Nonostante sia stato in passato utilizzato come farmaco, il GHB non è attualmente approvato per l'uso medico negli Stati Uniti e in molti altri paesi, a causa dei rischi associati al suo utilizzo.

Usi Ricreativi e Abuso: Il GHB è noto anche come "droga dello stupro" perché può essere usato per alterare la coscienza e causare sedazione, facendo sì che la vittima sia incapace di resistere a un abuso sessuale. A causa della sua natura depressiva del sistema nervoso centrale, l'abuso di GHB può portare a effetti come euforia, disinibizione e riduzione dell'ansia. Tuttavia, può anche causare sonnolenza, confusione, vertigini, nausea e perdita di coscienza.

Rischi e Sovradosaggio: Il GHB è associato a rischi gravi per la salute, compreso il rischio di overdose. L'uso eccessivo di GHB può portare a una depressione respiratoria, coma e persino morte. La dose sicura e efficace di GHB è estremamente piccola e difficile da stabilire, il che aumenta ulteriormente i rischi associati al suo uso.

Legalità: Il GHB è una sostanza controllata in molti paesi a causa dei suoi rischi per la salute e del suo potenziale abuso. Il possesso, la produzione e la distribuzione di GHB possono essere illegali in diverse giurisdizioni.

Uso Responsabile e Sicuro: Dato il suo elevato potenziale di abuso e i rischi per la salute, è fondamentale evitare l'uso di GHB. Se hai domande o preoccupazioni sull'uso di GHB o di altre sostanze, ti consiglio vivamente di rivolgerti a un professionista della salute mentale o a un consulente specializzato in dipendenze per ottenere supporto e informazioni.

Effetti Fisici e Psicologici delle Droghe sul Corpo Umano

Gli effetti fisici delle droghe sul corpo umano derivano dalle interazioni chimiche e biologiche che si verificano quando queste sostanze vengono assunte. La natura e l'intensità di questi effetti possono variare a seconda della tipologia di droga utilizzata, della quantità consumata, della via di somministrazione e della frequenza d'uso. Ad esempio, alcune droghe possono influenzare il sistema cardiovascolare, provocando un aumento del battito cardiaco e della pressione sanguigna, con potenziali rischi per la salute del cuore. Inoltre, l'inalazione o il fumo di droghe possono causare irritazioni ai polmoni e aumentare il rischio di malattie respiratorie. Alcuni tipi di droghe possono influenzare la funzione digestiva, causando sintomi come nausea, vomito o diarrea. È importante sottolineare che l'uso di droghe può anche esporre gli individui a rischi infettivi, specialmente quando vengono utilizzati strumenti condivisi o non igienici. Inoltre, determinate sostanze possono influenzare la pelle, il sistema endocrino, il peso corporeo e la nutrizione, avendo un impatto complessivo sulla salute fisica dell'individuo.

Gli effetti psicologici ed emotivi invece, comprendono le modificazioni che queste sostanze possono apportare alla mente e all'esperienza emotiva di un individuo. Le droghe possono alterare la percezione sensoriale, provocare stati alterati di coscienza, come allucinazioni, e influenzare l'attenzione, la concentrazione e la memoria. Inoltre, possono innescare cambiamenti drastici nell'umore, portando a sentimenti di euforia, depressione, ansia, irritabilità o addirittura all'apertura emotiva.

Uno sguardo più acceso deve essere dato alla tolleranza e alla dipendenza e i sintomi di ritiro costituiscono tre aspetti fondamentali nel comprensibile panorama delle interazioni tra le droghe e il corpo umano.

La tolleranza, si manifesta quando, nel corso dell'uso continuativo di una droga, il corpo reagisce riducendo gradualmente la sua risposta agli effetti della sostanza. Questo può portare a una sorta di adattamento, che comporta la necessità di aumentare le dosi assunte per ottenere lo stesso risultato che originariamente richiedeva una quantità minore. La tolleranza riflette l'abilità del corpo di adattarsi alla presenza della droga, ma può anche rendere l'effetto desiderato meno intenso, spingendo l'individuo a consumare quantità sempre maggiori.

La dipendenza rappresenta un complesso intreccio di fattori psicologici e fisici che spingono una persona a continuare a utilizzare una droga nonostante le conseguenze negative. Può svilupparsi gradualmente, ma una volta radicata, può comportare una forte necessità di soddisfare l'impulso all'uso, spesso a discapito della salute fisica, delle relazioni interpersonali e delle responsabilità quotidiane. Questo stato ha impatti notevoli sulla vita dell'individuo, contribuendo a una spirale autodistruttiva che richiede un considerevole sforzo per essere superata.

La ritualità emerge quando una persona dipendente smette di utilizzare una droga. Questo avviene quando il corpo cerca di riadattarsi alla mancanza della sostanza alla quale si è abituato. Gli effetti del ritiro possono variare da persona a persona e da droga a droga, ma spesso induce le persone a riprendere l'uso della droga per alleviare il disagio che ne deriva.

Quindi come già detto, l'uso prolungato e continuativo di droghe altera profondamente il funzionamento del corpo e della mente umana.

Anche il tempo in questo danneggia. Infatti gli effetti a lungo termine dell'utilizzo si riferiscono alle conseguenze che possono manifestarsi nel corpo e nella mente di una persona dopo un uso prolungato e continuativo di sostanze psicoattive.

Le implicazioni sulla salute derivanti dagli effetti a lungo termine delle droghe possono essere significative e possono influenzare la qualità della vita complessiva.

È fondamentale riconoscere che l'uso continuativo di droghe può aumentare il rischio di dipendenza, rendendo difficile per l'individuo controllare l'uso della sostanza e portando a conseguenze negative per la salute fisica e mentale.

Meccanismi di Dipendenza

I meccanismi di dipendenza coinvolgono interazioni intricate tra il cervello, il sistema nervoso e processi psicologici. La dipendenza da droghe progredisce attraverso diverse fasi, con fattori che si combinano per creare un ciclo di uso compulsivo e ricadute.

Inizialmente, una persona sperimenta il piacere derivante dall'effetto positivo di una droga, innescando un'associazione tra l'uso della sostanza e il benessere.

L'uso continuo della droga attiva il sistema di ricompensa cerebrale, rilasciando dopamina e generando sensazioni di piacere. Questo rinforzo positivo contribuisce a consolidare l'associazione tra l'uso della droga e la gratificazione. Nel corso del tempo, il cervello si adatta alla presenza costante della droga, richiedendo dosi sempre maggiori per ottenere lo stesso effetto (tolleranza).

La dipendenza si sviluppa sia a livello fisico che psicologico. Il cervello si abitua alla droga, creando dipendenza fisica, mentre a livello psicologico si sviluppa un bisogno intenso e compulsivo di continuare l'uso. Nonostante gli effetti negativi e il decadimento del piacere, l'individuo può continuare a usare la droga nella speranza di recuperare l'esperienza iniziale.

Le conseguenze negative dell'uso di droghe possono essere trascurate, poiché l'individuo cerca di soddisfare il bisogno di droga. Questo ciclo di ricerca di gratificazione e ricadute può contribuire a un'escalation della dipendenza. I meccanismi di dipendenza sono influenzati da fattori genetici, biologici, psicologici e ambientali.

La comprensione dei meccanismi di dipendenza è cruciale per affrontare questa sfida complessa.

La dipendenza da droghe può avere un impatto significativo sul mondo esterno e sulle relazioni interpersonali di un individuo. Questa complessa condizione può influenzare sia le dinamiche personali che l'interazione con la società più ampia.

La conseguenza di tutto questo diventa anche l'"isolamento sociale che spesso accompagna la dipendenza, poiché l'uso incontrollato delle droghe può portare all'allontanamento da familiari, amici e colleghi. Le relazioni familiari possono essere messe sotto pressione, a causa di comportamenti imprevedibili e dannosi associati all'uso di sostanze. Sia da parte di chi è nella fase di dipendenza sia da parte dei familiari che tentano in svariati modi di aiutare la persona dipendente. Sul fronte lavorativo, la dipendenza può comportare una ridotta produttività, assenze frequenti e difficoltà a mantenere un impiego stabile. Questo può compromettere le opportunità di carriera e portare a problemi finanziari, indebitamento e compiere reati per procurare i soldi necessari all'acquisito delle sostanze.
Ciò può portare a conseguenze legali e ulteriori sfide.
Le relazioni personali sono quindi per lo più danneggiate o distrutte dalla dipendenza, poiché l'individuo potrebbe allontanarsi da coloro che cercano di aiutare o finire coinvolto in relazioni tossiche con altri che condividono problemi simili.
 La dipendenza può minare profondamente l'autostima e la fiducia in se stessi, creando un ciclo negativo di emozioni distruttive. Le persone affette da dipendenza spesso si sentono intrappolate in un loop di auto-svalutazione, in cui si criticano aspramente per il proprio comportamento e le scelte passate legate alle droghe.

Questi sentimenti possono diventare una fonte costante di angoscia mentale, contribuendo a un senso pervasivo di disperazione e impotenza.

La vergogna e la colpa associate alla dipendenza possono avere impatti duraturi sulla percezione di sé e sulla capacità di interagire con gli altri. Le persone potrebbero evitare i contatti sociali o nascondere il loro stato per paura di giudizi negativi. Questo isolamento autoimposto può aumentare ulteriormente la sensazione di alienazione e accentuare l'idea di essere "difettosi" o "sbagliati".
Inoltre, può minare la fiducia nell'essere in grado di prendere decisioni sane e di mantenere il controllo sulla propria vita. Questo senso di inadeguatezza può persistere anche dopo aver intrapreso il percorso di recupero, rendendo difficile il processo di ricostruzione dell'autostima.
È importante riconoscere che l'affrontare i sentimenti di colpa, vergogna e inadeguatezza è un aspetto cruciale del recupero. Lavorando su questi aspetti emotivi attraverso terapie e supporto psicologico, le persone possono gradualmente iniziare a ricostruire la loro autostima, a perdonarsi e a riacquistare fiducia nelle proprie capacità. Il recupero dalla dipendenza richiede un impegno sia fisico che emotivo, ma può portare a una maggiore accettazione di sé e a un senso di rinnovato potere personale.
Bisogna notare, che il sostegno sociale e il coinvolgimento con persone positive possono giocare un ruolo fondamentale nel processo di recupero. Il supporto da parte di amici, familiari e gruppi di sostegno può fornire

una base per affrontare le sfide della dipendenza e ricostruire relazioni sane e significative.

Danni a Lungo Termine Causati dall'Uso di Droghe

L'uso cronico di droghe può avere effetti devastanti a lungo termine sulla salute fisica, mentale e sociale degli individui. Questi danni variano in base al tipo di droga, alla quantità consumata e alla durata dell'uso.

A livello fisico, le droghe possono danneggiare organi vitali come cuore, polmoni, fegato e reni. Problemi respiratori, danni cerebrali e un sistema immunitario indebolito sono anche conseguenze comuni. Disturbi mentali come ansia, depressione e psicosi possono manifestarsi, mentre il declino cognitivo e l'instabilità emotiva possono peggiorare nel tempo.

La dipendenza da droghe può creare tensioni nelle relazioni familiari, compromettere il rendimento lavorativo, portare a problemi finanziari e coinvolgere le persone in attività illegali. Inoltre, l'uso di droghe può portare allo stigma sociale e alla marginalizzazione.

Prevenzione dell'Uso e Trattamento delle Dipendenze

L'educazione rappresenta un potente strumento di prevenzione primaria, consentendo alle persone di prendere decisioni consapevoli e informate riguardo al consumo di droghe. Le campagne di sensibilizzazione mirate, possano aumentare la consapevolezza sui pericoli delle sostanze psicoattive e sulle conseguenze a lungo termine dell'uso. Inoltre, è importante integrare programmi educativi nelle scuole e nelle comunità, fornendo ai giovani gli strumenti necessari per riconoscere i rischi e prendere decisioni responsabili.

Attraverso un approccio di prevenzione primaria basato sull'educazione, speriamo di porre le basi per un'informazione accurata e accessibile a tutti. Quindi, la conoscenza e la comprensione degli effetti delle droghe possano influenzare positivamente il comportamento delle persone, riducendo così la probabilità di iniziare l'uso di sostanze e promuovendo uno stile di vita sano e consapevole.

Di fondamentale importanza è la prevenzione secondaria, ovvero l'importanza dell'identificazione precoce e dell'intervento tempestivo nei confronti dell'abuso di sostanze.

Riconoscere i segni precoci di un potenziale abuso di droghe è fondamentale per intervenire prima che la situazione si aggravi. Un ambiente di supporto e comprensione favorisce l'apertura di una comunicazione che permetta di rilevare i segnali di allarme. Attraverso l'ascolto attivo e l'empatia, possiamo contribuire a individuare chi mostra segni di uso problematico e offrire il sostegno necessario per affrontare questa sfida.

L'intervento tempestivo, in ogni caso sia nella prevenzione primaria che secondaria, riveste un ruolo cruciale. Il consumatore ha diverse modalità di supporto che possono includere consulenza professionale, supporto psicologico e partecipazione a programmi di recupero.

Impatti Economici

L'uso di droghe lascia una significativa impronta sull'economia, con conseguenze che si ripercuotono su diversi aspetti finanziari e settoriali. Questi impatti economici derivano da una complessa interazione di fattori, tra cui i costi sanitari, la perdita di produttività lavorativa e le spese legali.

I costi sanitari, determinati dalle sfide fisiche e psicologiche legate all'uso di sostanze, comportano un notevole onere finanziario. Il trattamento medico e l'assistenza sanitaria specializzata richiesti possono comportare significativi costi sia per i sistemi sanitari che per le famiglie coinvolte.

Non dimentichiamo anche delle spese legali che rappresentano ulteriori oneri finanziari. L'uso di droghe illegali può condurre a coinvolgimenti penali, multe e spese processuali, contribuendo ulteriormente ai costi individuali e collettivi. I costi a carico dell'utilizzatore, si aggiungono alla già precaria situazione finanziaria causata dalla dipendenza.

Non va trascurato l'impatto a lungo termine sull'economia delle comunità.

Le risorse che potrebbero essere allocate a settori chiave come l'istruzione, lo sviluppo e le infrastrutture, vengono spesso deviate per affrontare queste problematiche risolvibili già a monte con una corretta informazione ed educazione alla vita.

La comprensione dell'impatto economico dell'uso di droghe riveste importanza cruciale nell'elaborare strategie mirate di prevenzione e trattamento. Interventi che mirano a ridurre l'uso di droghe possono non solo favorire il benessere delle persone coinvolte, ma anche contribuire a una stabilità economica e sociale sia a livello individuale che collettivo.

Futuro delle Ricerche e delle Terapie Legate alle Droghe

L'evoluzione delle innovazioni tecnologiche e delle neuroscienze sta aprendo nuove prospettive nel campo delle ricerche e delle terapie legate alle droghe. Questi avanzamenti stanno contribuendo a una comprensione più dettagliata dei meccanismi di dipendenza e stanno influenzando lo sviluppo di trattamenti più mirati ed efficaci.

Le tecniche di imaging cerebrale, come la risonanza magnetica funzionale (fMRI) e la tomografia ad emissione di positroni (PET), consentono di osservare l'attività cerebrale in tempo reale. Questo offre una finestra unica per studiare come le droghe influenzino il cervello e i circuiti neurali coinvolti nella dipendenza.

Passando poi per la grande e complessa materia delle neuroscienze che stanno rivelando l'adattabilità del cervello attraverso la neuroplasticità. Questo concetto suggerisce che il cervello è in grado di ristrutturarsi in risposta all'esperienza, aprendo la possibilità di modificare i circuiti neurali legati alla dipendenza attraverso l'apprendimento e l'intervento terapeutico totalmente personalizzato.

Società senza Droghe

Immaginiamo un mondo in cui le menti dell'umanità danzano libere, senza essere avvolte dalle nebbie seducenti delle sostanze stupefacenti. Una società senza droghe, un'utopia di chiarezza e consapevolezza, dove la mente umana è libera di esplorare le profondità dell'esistenza senza il velo ingannevole delle sostanze artificiali.

Nella società senza droghe, gli individui affrontano la realtà in tutta la sua cruda bellezza, senza la necessità di cercare fughe temporanee da ciò che è. La vita stessa diventa un'esperienza intensa e autentica, dove le emozioni non sono addormentate o distorte da influenze chimiche, ma sono vissute appieno, con tutta la loro forza e complessità.

Le relazioni umane in questa società trovano radici più profonde, poiché non sono influenzate da alterazioni artificiali delle percezioni. La connessione con gli altri si basa sulla genuinità e sull'autenticità, creando legami che sono veri e durevoli.

In un mondo senza droghe, la ricerca di significato e scopo diventa un viaggio interiore profondo e appagante. Le persone sono spinte a esplorare le proprie passioni, a sviluppare le proprie capacità e a scoprire il senso più profondo della loro esistenza senza la distrazione delle sostanze che offuscano la mente.

Tuttavia, c'è anche un'ombra in questa visione. La ricerca della conoscenza può portare a confronti difficili con la realtà, con i dilemmi etici e con le profonde domande esistenziali che spesso si evitano. Senza la possibilità di un'uscita temporanea attraverso le droghe, l'umanità deve affrontare le proprie paure e incertezze di petto.

In questa società, la lotta con le dipendenze diventa un ricordo lontano, una battaglia che l'umanità ha vinto attraverso la forza della volontà e la ricerca di alternative più salutari. Le vie della creatività, dell'arte e dell'auto-esplorazione diventano i veicoli principali per superare le sfide personali e collettive.

Immaginare una società senza droghe richiede un viaggio profondo nell'anima umana. È un'esplorazione delle sfumature dell'esperienza umana, senza le lenti distorcenti delle sostanze. È un invito a riflettere su cosa significhi essere veramente vivi, a connettersi con la realtà e a trovare significato nel contesto della propria esistenza.

Le droghe astratte

Nel vasto panorama dell'esperienza umana, esistono dipendenze che vanno oltre le tradizionali sostanze chimiche. Queste sono note come "droghe astratte" - comportamenti, abitudini o oggetti che, nonostante non contengano sostanze psicoattive, possono avere un impatto simile su mente, corpo e relazioni. Le droghe astratte possono scivolare silenziosamente nella vita quotidiana, catturando la mente e alterando l'equilibrio emotivo con conseguenze spesso sottostimate.
L'uso eccessivo della tecnologia, la ricerca ossessiva del denaro o persino il costante bisogno di approvazione possano assumere tratti simili a quelli delle dipendenze chimiche. Mentre queste "droghe" non possono essere raccolte in un barattolo né iniettate in una vena, il loro potere di influenzare la nostra mente e la nostra vita non deve essere sminuito.

Ho voluto menzionare anche questo aspetto perché credo che oggi più di ieri abbiamo bisogno di auto-riflessione e consapevolezza. Prendere coscienza delle droghe astratte potrebbe aiutarci a navigare meglio in questo mondo complesso e a prendere decisioni più informate per il nostro benessere a lungo termine.

L'elenco qui sotto è solo una piccola parte di tutto quello che può portarci ad una dipendenza, senza accorgerci diventiamo succubi i atteggiamenti e abitudini non proprio eccellenti per noi e verso gli altri.

Droga Digitale: L'uso eccessivo del telefono cellulare o dei dispositivi digitali può creare una dipendenza simile a quella delle droghe. Passare troppo tempo su dispositivi e social media può influire negativamente sulla salute mentale e sulle relazioni, con il rischio di immaginare un mondo completamente diverso.

Droga del Lavoro: L'ossessione per il lavoro o la carriera può avere effetti simili a quelli delle droghe. Lavorare costantemente senza riposo può causare stress, esaurimento e problemi di salute senza nemmeno avere la certezza di riuscire nell'intento per cui lavoriamo.

Droga del Denaro: La ricerca ossessiva del denaro e del successo finanziario può portare a un comportamento compulsivo e a uno stress eccessivo. Questa "droga" può influenzare negativamente la qualità della vita e delle relazioni, soprattutto se si è in una condizione economica che dove il risparmio è l'unica strada.

Droga del Cibo: L'abuso di cibo spazzatura o la ricerca continua di cibi ipercalorici possono portare a problemi di salute e a un senso di dipendenza alimentare senza contare ai danni di salute fisica che si possono verificare.

Droga del Consumo: L'acquisto compulsivo e la ricerca costante di oggetti materiali possono creare una sensazione temporanea di piacere simile a una "dose" di droga. Terminato l'acquisto si sente ancora il bisogno di ricomprare e cosi via.

Droga dell'Approvazione Sociale: La costante ricerca di approvazione e popolarità può portare a comportamenti eccessivamente conformi e a una dipendenza dal giudizio degli altri.

Droga dell'Adrenalina: L'adesione costante a comportamenti rischiosi o pericolosi per cercare l'emozione dell'adrenalina può avere un impatto negativo sulla salute e la stabilità emotiva.

Droga delle Relazioni: L'ossessione per le relazioni romantiche o l'attaccamento eccessivo alle persone può portare a dipendenza emotiva e disagio che al termine potrebbero sfociare in un malessere emotivo drastico.

Droga del Controllo: Il desiderio ossessivo di controllare ogni aspetto della propria vita può creare un senso di dipendenza da una "sensazione" di sicurezza e ordine.

Droga dell'Evasione: L'uso eccessivo di attività di evasione, come guardare troppa televisione o giocare a videogiochi, può portare a una sorta di fuga dalla realtà simile a quella delle droghe.

Nei prossimi paragrafi, ho chiesto all'intelligenza artificiale dei consigli sperando che questi possano portare i frutti per costruire un mondo vero e non artefatto dalla chimica.

10 buoni motivi per non cominciare

Salute Fisica: L'uso di droghe può danneggiare seriamente il tuo corpo, causando problemi fisici a lungo termine, come danni agli organi vitali e malattie cardiovascolari.

Salute Mentale: Le droghe possono aumentare il rischio di sviluppare disturbi mentali, come ansia, depressione e psicosi, compromettendo il tuo benessere emotivo.

Dipendenza: L'uso iniziale di droghe può portare rapidamente a dipendenza, rendendoti vulnerabile a un ciclo di uso compulsivo difficile da interrompere.

Rischio di Overdose: L'uso di droghe può aumentare il rischio di overdose letali, mettendo in pericolo la tua vita.

Impatti Sociali: L'uso di droghe può causare tensioni nelle relazioni familiari, amicali e di coppia, isolandoti dal supporto sociale e danneggiando la tua rete di relazioni.

Problemi Legali: L'uso di droghe illegali può portare a conseguenze legali, tra cui arresti e problemi giudiziari che possono compromettere il tuo futuro.

Rendimento Scolastico e Lavorativo: L'uso di droghe può influenzare negativamente il tuo rendimento scolastico e lavorativo, limitando le tue opportunità educative e di carriera.

Danni Finanziari: L'acquisto costante di droghe può mettere a dura prova il tuo bilancio finanziario, portando a problemi economici e indebitamento.

Qualità della Vita: L'uso di droghe può minare il tuo benessere generale, rendendoti meno in grado di goderti le attività quotidiane e i momenti positivi della vita.

Autostima e Autonomia: L'uso di droghe può minare la tua autostima e senso di controllo sulla tua vita, portandoti a sentirsi impotente e incapace di prendere decisioni sane.

10 buoni motivi per smettere:

Salute Migliore: Smettere di usare droghe può portare a miglioramenti significativi nella tua salute fisica e mentale, riducendo il rischio di malattie e problemi di salute a lungo termine.

Libertà dalla Dipendenza: Smettere ti consente di rompere il ciclo di dipendenza, riottenendo il controllo sulla tua vita e liberandoti dalla necessità costante di droghe.

Relazioni più Sane: Smettere di usare droghe può contribuire a ristabilire e rafforzare i legami con amici, familiari e partner, migliorando le relazioni interpersonali.

Crescita Personale: L'astensione dalle droghe ti offre l'opportunità di crescere e svilupparsi come individuo, affrontando le sfide in modo più sano e costruttivo.

Stabilità Emotiva: Senza l'influenza delle droghe, puoi sperimentare una maggiore stabilità emotiva, riducendo l'ansia, la depressione e le fluttuazioni dell'umore.

Miglior Rendimento: Smettere di usare droghe può portare a un miglioramento del rendimento scolastico o lavorativo, permettendoti di raggiungere i tuoi obiettivi con maggiore chiarezza mentale.

Benessere Finanziario: Smorzare o eliminare la spesa per le droghe può aiutarti a risparmiare denaro e stabilire una base finanziaria più solida.

Autostima Rinforzata: Smettere di usare droghe può aiutarti a ricostruire la tua autostima e la fiducia in te stesso, favorendo un'immagine positiva di te stesso.

Maggiore Autocontrollo: L'astensione dalle droghe ti aiuta a sviluppare maggiore autocontrollo, prendendo decisioni consapevoli e responsabili.

Futura Prospettiva: Smettere di usare droghe può aprire nuove opportunità e prospettive per il tuo futuro, consentendoti di realizzare i tuoi sogni e ambizioni.

Le 10 cose che un amico può fare

Ascolto Empatico: Mostra al tuo amico che sei lì per lui/lei, ascoltando attentamente e senza giudicare. Offri uno spazio sicuro dove può condividere i suoi pensieri e sentimenti.

Esprimi Preoccupazione: Parla apertamente delle tue preoccupazioni riguardo al suo uso di droghe. Usa un tono calmo e gentile, sottolineando che ti interessi per il suo benessere.

Fornisci Informazioni: Offri informazioni accurate sugli effetti delle droghe sulla salute fisica e mentale. Condividi fonti affidabili in modo che possa comprendere appieno i rischi associati.

Offri Supporto: Sii disponibile a offrire supporto emotivo e pratico durante il percorso di recupero. Mostra che sei pronto a sostenere il suo desiderio di cambiare.

Esplora Opzioni di Trattamento: Parlate insieme delle opzioni di trattamento disponibili, come terapie, supporto psicologico o gruppi di recupero. L'accesso a risorse può essere fondamentale.

Identifica Trigger: Aiuta il tuo amico a identificare le situazioni, gli ambienti o gli eventi che scatenano l'uso di droghe. Insieme, cercate strategie per affrontare queste situazioni in modo sano.

Promuovi Relazioni Positive: Incentiva il coinvolgimento in attività e relazioni che promuovono uno stile di vita sano.

Gli amici positivi possono svolgere un ruolo importante nel recupero.

Pianifica Attività Alternative: Suggerisci attività alternative che possano aiutarlo a distrarsi dall'uso di droghe, come hobby, esercizio fisico o attività creative.

Pianifica il Recupero: Incoraggia il tuo amico a stabilire obiettivi realistici per il recupero. Creare un piano strutturato può aiutare a mantenere la motivazione e il focus.

Ricorda la Propria Forza: Sottolinea la forza interiore del tuo amico e la sua capacità di superare le sfide. Rafforza la fiducia in se stesso e incoraggialo a prendere un giorno alla volta.

Adolescenti e droga

Aiutare gli adolescenti a comprendere l'argomento delle droghe in modo aperto e informato può contribuire a prevenire l'uso di sostanze e promuovere decisioni consapevoli.

Gli adolescenti infatti, sono spesso curiosi e cercano di capire il mondo che li circonda. Sono nella fase della sperimentazione, la fase ribelle, la fase del tutto e subito.

Uno degli argomenti importanti da affrontare è quello quello trattato in questo lavoro. Le droghe sono sostanze chimiche che possono avere effetti su corpo e mente. Alcune di queste sostanze possono essere legali, come il tabacco e l'alcol, mentre altre sono illegali, come la marijuana, la cocaina e l'eroina.

Le droghe possono sembrare interessanti o divertenti, ma è fondamentale capire che possono portare a rischi seri. Alcune droghe possono causare dipendenza, il che significa che una persona potrebbe sentirsi costretta a usarle sempre di più. Questo può influire sulla salute fisica, sul benessere mentale e persino sulla vita quotidiana.

È importante che gli adolescenti sappiano che non c'è nulla di "cool" nell'usare droghe. Anche se qualcuno dice che le droghe fanno sembrare le cose più divertenti, i rischi e gli effetti negativi a lungo termine possono superare qualsiasi momentanea sensazione positiva.

Ricorda sempre di pensare al futuro e alle tue ambizioni. Le droghe possono mettere a rischio i tuoi obiettivi e il tuo benessere complessivo.

Conclusione

Un Viaggio di Comprensione e Riflessione.
Arriviamo alla conclusione di questo viaggio attraverso il mondo delle droghe, un percorso che ci ha portato a esaminare da vicino gli aspetti complessi, le sfide e le opportunità legate a queste sostanze che hanno influenzato e continuano a influenzare la nostra società. In questa lettura, abbiamo esplorato le radici storiche, la scienza, gli impatti sociali ed economici.

Abbiamo imparato che le droghe sono più di semplici sostanze chimiche. Sono parte di una trama sociale, culturale e individuale che attraversa le epoche e le geografie. Abbiamo visto come l'uso di droghe possa portare a esperienze di piacere, ma anche a conseguenze profonde e spesso negative sulla salute fisica e mentale delle persone. Abbiamo esplorato il complesso ciclo di dipendenza e la sfida che essa rappresenta per individui e comunità.

La prevenzione e il trattamento delle dipendenze emergono come pilastri fondamentali nella gestione del problema delle droghe. Abbiamo scoperto come l'educazione, la sensibilizzazione e l'accesso a terapie efficaci possano fare la differenza nella vita di coloro che lottano con le dipendenze, offrendo una strada verso il recupero e la guarigione.

Le politiche sulle droghe, sono al centro di dibattiti vivaci e spesso polarizzanti. Dalla proibizione alla decriminalizzazione, le diverse prospettive di governo e comunità ci invitano a considerare le implicazioni sociali, economiche e sanitarie di tali scelte.

Ricordiamo nel nostro intimo, che il percorso verso il recupero è possibile, anche quando sembra difficile e la richiesta di aiuto è solo l'inizio ma anche metà del cammino di disintossicazione.

Mentre concludiamo questo libro, riflettiamo sull'importanza di continuare a esplorare, a chiedere, a imparare e a condividere informazioni sulla complessa realtà delle droghe. La conoscenza è uno strumento potente che può guidarci verso scelte informate, promuovere la consapevolezza e contribuire a creare una società in cui tutti abbiano l'opportunità di vivere una vita sana e appagante.
Lo studio e l'esplorazione di questo argomento è fondamentale anche in virtù dell'ingresso sul mercato nero di nuove sostanze sempre più potenti e dannose.

Che le informazioni qui presentate possano arricchire la vostra comprensione del mondo delle droghe e stimolarvi a continuare a esplorare, riflettere e agire per il benessere individuale e collettivo.

Con gratitudine e speranza,

Pè SRD

L'autore non si assume nessuna responsabilità dei contenuti elencati, prodotti attraverso una autoricerca sulla base di conoscenze e ascolto di storie.

L'autore non si assume nessuna responsabilità dei contenuti elencati, prodotti attraverso una autoricerca sulla base di conoscenze e ascolto di storie.

Il lavoro ha solo un titolo divulgativo e non è
a carattere scientifico né medico.

Consulta un medico se ti trovi a disagio.

www.ingramcontent.com/pod-product-compliance
Lightning Source LLC
Chambersburg PA
CBHW061016260726

48661CB00005B/2216